TERAPIA COGNITIVA DEL COMPORTAMIENTO

DESCUBRE CÓMO DESPEJAR TU CEREBRO CON LA TCC. APRENDER A SUPERAR EL MIEDO Y LA ANSIEDAD, LA DEPRESIÓN Y LOS PENSAMIENTOS NEGATIVOS CON INTELIGENCIA EMOCIONAL Y ESTRATEGIAS DE AUTODISCIPLINA

MANUEL DEL POZO

información contenida en este documento, incluidos, entre otros, - errores, omisiones o inexactitudes.

ÍNDICE

Introducción   vii

1. Aspectos básicos de la Terapia Cognitivo   1
   Conductual
2. Ansiedad y Depresión   9
3. Claves para aprovechar mejor la Terapia   19
   Cognitivo Conductual
4. Características de la Terapia Cognitivo   29
   Conductual que debes tener en cuenta
5. Pasos que se dan durante la Terapia   39
   Cognitivo Conductual
6. ¿Para quién es la Terapia Cognitivo   53
   Conductual?

*Técnicas de la Terapia Cognitivo Conductual   61
más utilizadas*
Conclusión   71

INTRODUCCIÓN

En la psicología existen distintos enfoques terapéuticos. Cuando un paciente acude a un terapeuta para que le ayude y oriente, luego de la primera consulta, descubre que hay terapias psicológicas que son científicas y han demostrado ser eficaces. Dentro de estas, se encuentra la terapia cognitivo conductual.

Se puede definir como la aplicación clínica de la ciencia de la psicología, que se fundamenta en principios y procedimientos validados empíricamente.

El objetivo de este tratamiento es la conducta, en sus distintos niveles, cognitivo, fisiológico y emocional.

La terapia cognitivo conductual (TCC), considera que la persona tiene responsabilidad en los procesos que padece y puede ejercer control sobre ellos.

La TCC pone el énfasis en los determinantes actuales de la conducta, empero, tiene en cuenta los elementos de la historia de la persona que explica el por qué se está dando la situación actual.

Aunque se consideran elementos del pasado, la terapia se orienta al presente y tiene como meta alcanzar objetivos concretos y reales.

La TCC cuenta con técnicas y programas específicos para diversos problemas y trastornos, cuya aplicación tiene un tiempo limitado en comparación con otras psicoterapias a largo plazo. Una de sus características es ser una terapia de tiempo limitado.

Las terapias, su historia, las aplicaciones y la importancia de la TCC, será tratada en este trabajo a continuación. Conozca cómo influye la Terapia Cognitivo Conductual en las condiciones que puede estar sufriendo un paciente.

ASPECTOS BÁSICOS DE LA TERAPIA COGNITIVO CONDUCTUAL

¿Qué es la Terapia Cognitivo Conductual?

La Terapia Cognitivo Conductual, es un tipo de terapia del habla, es decir psicoterapia. Es tratada por medio de un asesor de salud mental, como un psicoterapeuta o terapeuta.

La Terapia Cognitivo Conductual, ayuda a que se tome conciencia de los pensamientos imprecisos o negativos, para que se puedan visualizar las situaciones con mayor claridad y se puede dar una respuesta más efectiva.

La TCC es una herramienta sumamente útil, sea que se utilice sola o en combinación con otras terapias, para tratar trastorno de salud mental como la depresión, el trastorno de estrés postraumático (TEPT) o trastornos en la alimentación.

Empero, no todas las personas que son beneficiadas en la Terapia Cognitivo Conductual padecen de una enfermedad mental. La TCC es una herramienta muy buena para ayudar a cualquier persona a aprender a manejar mejor las situaciones que tiene en su vida.

Motivo por el que se hace la TCC

La Terapia Cognitivo Conductual, se usa para tratar una amplia gama de problemas. Frecuentemente es el tipo preferido de psicoterapia, porque ayuda a identificar con más rapidez las fuentes de los conflictos. Generalmente exige menos sesiones que otros tipos de terapias y se hace de manera estructurada.

La Terapia Cognitivo Conductual, es eficaz para abordar desafíos emocionales. Por ejemplo puede ayudar en estas situaciones:

- Controlar síntomas de una enfermedad mental.
- Prevenir recaídas en los síntomas de una enfermedad mental.

- Tratar una enfermedad mental cuando los medicamentos no son la opción ideal.
- Aprender técnicas para lidiar con situaciones que generen estrés en la vida.
- Conocer maneras para controlar las emociones.
- Solucionar conflictos en las relaciones y dominar nuevas maneras de comunicarse.
- Enfrentar el dolor o las pérdidas.
- Superar traumas emocionales relacionados con el maltrato o la violencia.
- Enfrentar una enfermedad médica.
- Controlar los síntomas crónicos.

Además se pueden mejorar trastornos de la salud como estos:

- Depresión.
- Trastornos de ansiedad.
- Fobias.
- Trastorno de estrés postraumático.
- Problemas del sueño.
- Trastornos alimenticios.
- Trastornos obsesivo-compulsivos.
- Trastornos con el consumo de estupefacientes.

- Bipolaridad.
- Esquizofrenia.
- Trastornos sexuales.

La TCC en muchas ocasiones muestra más eficacia cuando se combina con otros tratamientos, como antidepresivos y medicamentos. Esto va de acuerdo a las estrategias que utilice el psicoterapeuta.

Breve historia de la Terapia Cognitivo Conductual

La TCC fue creada en los años sesenta, por un psiquiatra llamado Aaron Beck. Él estaba haciendo psicoanálisis y en un momento se percató que durante sus sesiones analíticas, los pacientes tendían a tener un dialogo interno en sus mentes, como si hablaran consigo mismos.

Solo se veía un fragmento de este tipo de pensamientos.

Beck vio que el vínculo entre los pensamientos y los sentimientos era muy importante.

Inventó el término "pensamientos automáticos" para estos pensamientos llenos de emociones que podían aparecer en la mente. Además descubrió que las personas no siempre estaban conscientes de estos pensamientos, pero que podían aprender a identificarlos e informarlos. Si una persona sentía tristeza por alguna razón, los pensamientos solían ser negativos, ni reales ni útiles.

Beck confirmó que identificar esos pensamientos era clave para que el paciente pudiera superar sus problemas.

Lo llamó terapia cognitiva, debido a la importancia que le da al pensamiento, ahora se le conoce como Terapia Cognitivo Conductual porque la terapia también aplica técnicas conductuales.

El equilibrio entre los elementos cognitivos y conductuales varía entre las distintas terapias de este tipo, pero todas se incluyen bajo el término genérico de comportamiento cognitivo.

Ha sido aplicada con pruebas exitosas a nivel científico en distintos lugares y ha servido para gran variedad de problemas.

Beneficios de la Terapia Cognitivo Conductual

Estos son los grandes beneficios que ofrece la TCC, tanto ella como en comparación con otras terapias psicológicas:

Tiene características únicas

Las características de este tipo de terapia, se basan en tener ventajas por sobre otras. Aquí el terapeuta puede ver cuáles son las condiciones y mantenimiento de la relación entre los pensamientos irracionales y las conductas no adaptativas.

Ayuda a conseguir metas concretas y muchas técnicas que ayudan a reestructurar los esquemas mentales y a conseguir soluciones a diversos conflictos.

Está orientada a atacar el síntoma de manera directa, delimita el número de sesiones y el tiempo que se gasta en cada una de ellas, puede variar de acuerdo a cada caso.

Evidencia científica

Se basa en criterios medibles y empíricos, utiliza diseños de investigaciones como los estudios análogos, los ensayos clínicos y el estudio de casos, esto se une a los avances en neurociencias como la neurología o la neuropsicología.

Es la más eficaz para una gran cantidad de trastornos

Actualmente por el contexto histórico en el que se vive, donde todo va a ritmos acelerados, el estrés, la competitividad, la presión que ejerce en el estilo de vida, los problemas como la ansiedad y la depresión, suelen ser los más tratados con la TCC.

Es el tratamiento de primera elección para la mayoría de trastornos

Es la primera opción para una gran cantidad de trastornos mentales no psicóticos.

Especialmente en los trastornos de la depresión, la ansiedad generalizada, los trastornos obsesivo-compulsivos, trastornos somáticos, de pánico, de alimentación, conductuales en los niños, fobias sociales, fobias específicas y hasta trastornos del sueño.

Ofrece eficacia a corto y largo plazo

Es efectiva y se abandona menos que otras terapias, no tiene riesgos definidos o contraindicaciones como con los medicamentos farmacológicos o neuroquirúrgicos.

2

ANSIEDAD Y DEPRESIÓN

*¿Q*ué es la ansiedad y cuáles son sus síntomas?

La ansiedad es un mecanismo de defensa del cuerpo. Es una alerta ante situaciones que se consideran una amenaza. Es un mecanismo universal que se da en personas, es normal, es fácil de adaptarse, mejora el rendimiento y la capacidad de anticipación y respuesta.

Su función es movilizar al organismo y mantenerlo alerta para actuar ante esas presuntas amenazas. Empuja a que se tomen medidas pertinentes como huir, neutralizar, atacar, adaptarse o afrontar, depende de la situación.

El peligro viene por la obstaculización de cualquier

deseo clave para nosotros o por la degradación de estatus o logros ya conseguidos. El ser humano desea lo que no tiene y quiere mantener lo que ya tiene.

Como se puede ver, la ansiedad es un mecanismo de adaptación, es útil, funcional, no representa problemas de salud.

Pero en algunos casos este sistema se altera y termina causando problemas de salud y en vez de ayudar produce afecciones que incapacitan. ¿Cuáles son los factores que influyen en que un mecanismo natural del cuerpo pase a ser un problema?

Factores que lo predisponen

- Factores biológicos, algunos de ellos genéticos.
- Factores de personalidad, la manera en la que se maneja el estrés y los estilos de vida.
- Factores ambientales, el aprendizaje, los contextos y apoyos sociales.

Factores activadores o desencadenantes

- Situaciones o sucesos que se han vivido y desbordan las capacidades de tolerancia.

- Sucesos vitales con consecuencias graves que exigen adaptarse a la situación.
- Obstáculos para alcanzar logros o mantenerlos.
- Consumir drogas o estimulantes.

Factores de mantenimiento, ligados a la propia ansiedad

- Tenerle miedo al miedo.
- Pérdida de condiciones o facultades por la misma ansiedad
- Soluciones que resultan contraproducentes.
- Problemas que se originan gracias a la propia ansiedad.
- Afrontamiento insuficiente o erróneo de los problemas que originan la ansiedad.
- Establecer mecanismos de fobias que se dan por una combinación de la ansiedad y otros problemas durante un periodo de tiempo.

Síntomas

Los síntomas que muestran el estrés son muy variados, se puede clasificar en diferentes grupos:

Físicos

Palpitaciones, opresión en el pecho, taquicardia, temblores, falta de aire, nauseas, molestias digestivas, nudo en el estómago, vómitos, rigidez muscular, sensación de mareo, hormigueo, inestabilidad.

Si la ansiedad es muy alta puede afectar la calidad del sueño, la respuesta sexual y la alimentación.

Psicológicos

Agobio, sensación de peligro o amenaza, inquietud, inseguridad, ganas de huir o atacar, temor a perder el control, recelos, sospechas, temor a morir, temor al suicidio.

De conducta

Se mantiene un estado de alerta e hipervigilancia, problemas para actuar, dificultad para estar quiero, posturas cerradas. Estas conductas se acompañan de una capacidad motora limitada y un lenguaje corporal errático. Con movimientos de las manos torpes, la mandíbula apretada y expresión facial de asombro o crispación, entre otros síntomas.

Intelectuales y cognitivos

Tiene dificultades de atención, concentración, memoria, descuidos constantes, despistes, preocupación extrema, negatividad, pensamientos distorsionados, rumiación, incremento de las dudas, sensación de confusión, tendencia a recordar solo lo malo, se sobrevaloran los pequeños detalles que no son favorecedores, excesivamente tendiente a la sospecha, malas interpretaciones, susceptibilidad, entre otros.

Sociales

Irritabilidad, dificultad para empezar conversaciones o hablar demasiado, bloquearse, ensimismamiento, dificultad para expresar las opiniones propias, temor excesivo a conflictos.

Los síntomas varían de persona a persona, algunos pueden presentar un síntoma de una manera desproporcionada mientras otros apenas si lo sienten.

No todos tienen los mismos síntomas. Cada persona, según su predisposición biológica o psicológica, se muestra con más vulnerabilidades ante algunos síntomas.

¿Qué es la depresión y cuáles son sus síntomas?

La depresión es una enfermedad que afecta la mente y el cuerpo, produce cambios a nivel del sueño, la alimentación, y la percepción que se tiene de sí mismo en general.

La depresión no es una señal de debilidad ni es algo que se elija sentir. Ella va más allá del sufrimiento normal, si se está deprimido se tienen algunos síntomas que pueden durar semanas, meses y hasta años si no se sigue el tratamiento adecuado.

Estos son algunos de los signos y síntomas de la depresión:

- Tristeza, ansiedad o una sensación permanente de vacío incluyendo el deseo de tener relaciones sexuales.
- Pérdida del interés en actividades que causen placer.
- Falta de energía o fatiga.
- Pérdida del apetito con pérdida de peso o aumento del apetito con aumento de peso.
- Problemas para dormir, problemas para mantener el sueño o dormir demasiado.
- Pérdida de la expresión emocional, emociones aplanadas.
- Sentimientos de falta de esperanza, pesimismo, culpa o inutilidad.
- Retraimiento social.

- Problemas para concentrarse, recordar o tomar decisiones.
- Ser irritable.
- Problemas físicos constantes como jaquecas o cefaleas.
- Problemas digestivos, dolores crónicos que no responden al tratamiento.
- Pensamientos o ideas de suicidio, incluso intentos o autolesiones.

La depresión se acompaña de ansiedad y dificultades para las relaciones familiares, amistades y a nivel laboral.

Algunos de los síntomas comunes en niños son los problemas de conducta; la irritabilidad en los adolescentes; y el retraimiento, apatía o ideas delirantes en las personas mayores.

La depresión incluye procesos biológicos y síntomas físicos que son frecuentes:

- Sensación de tensiones internas.
- Pérdida de peso por la reducción del apetito.
- Falta de deseo sexual.
- Dolores del abdomen.
- Mareos.

Las personas que tienen depresión, en muchas ocasiones reconocen primero algunos síntomas físicos. Aunque en ocasiones no los toman en cuenta o no los relacionan con cuadros de depresión. Además las molestias del cuerpo, por ejemplo un dolor de espalda es normal que sea más agudo cuando se tiene depresión.

Aunque los síntomas físicos están presentes en dos tercios de las personas que padecen depresión, a veces es más difícil para el médico de atención primaria establecer una relación.

Factores de riesgo para la ansiedad y la depresión

Hay diferentes circunstancias que ayudan a que se desencadene la depresión, los principales factores son estos:

- Haber sufrido episodios depresivos.
- Tener antecedentes familiares.
- Soledad.
- Estrés constante.
- Pérdida de seres queridos.
- Problemas para relacionarse con otros.
- Situaciones conflictivas en el entorno.
- Haber sufrido traumas físicos o psicológicos como abuso sexual o maltrato físico.

- Padecer una enfermedad física o problemas crónicos de salud.
- Consumo de medicamentos.
- Consumo de drogas o abuso del alcohol.
- Depresión postparto, por culpa de las hormonas y las sensaciones por las nuevas responsabilidades.
- Tener personalidad con extrema inseguridad, dependencia, hipocondría, perfeccionismo, etc.

3

CLAVES PARA APROVECHAR MEJOR LA TERAPIA COGNITIVO CONDUCTUAL

*T*razar objetivos entre terapeuta y paciente

Cuando se comienza una sesión con el terapeuta, se tienen que trazar una serie de objetivos para conseguirle sentido a la terapia y que la relación entre el paciente y el terapeuta se dé de manera satisfactoria con las técnicas de TCC.

Para que esto sea posible, lo primero que hay que hacer es crear un ambiente de comodidad en las sesiones, especialmente para el paciente, debe establecerse un feeling. De esta manera se puede aprovechar mejor el tiempo y hablar sin preocupaciones.

Hay que abrirse a esa persona y relajar el control sobre el discurso, el profesional que está delante no tiene la tarea de juzgar, sino de oír y sugerir y por supuesto tratar. Se puede tener la tranquilidad cuando se habla con el profesional, ya que estos se rigen por el secreto profesional, de manera que nada de lo que se cuenta sale de allí.

No hay que tener temores de tratar temas difíciles o que causen vergüenza, la función no va a ser la de acusar o hallar culpables, sino la de liberar las cargas e identificar las afecciones que se padecen para hacer más liviana la sensación.

Los psicólogos han desarrollado el oído, tienen la tarea de escuchar y cuentan con las herramientas necesarias para conseguir las respuestas a las preocupaciones y buscar las soluciones con la terapia adecuada.

Los profesionales están preparados para oír cualquier cosa y para ser capaces de dejar la vida de ellos fuera y poderse centrar en la consulta y en lo que dice el paciente.

Por ello es que es importante establecer los objetivos con el terapeuta y ser abierto desde el inicio, para que éste desde su posición sepa las medidas que va a tomar.

El terapeuta debe ser un buen escucha y además

neutral, cada terapeuta es una experiencia, como paciente se puede elegir el que más comodidad ofrezca y que tenga planes para la consulta más allá de escuchar y ganar una compensación económica.

Ser honesto en cada sesión y consigo mismo

Hay que ser totalmente honesto en las sesiones con el terapeuta, porque este es un espacio donde hay que abrirse totalmente.

Si se tienen ganas de llorar se llora, sin represiones. El espacio en la consulta es un momento donde se debe ser liberado, se puede ser quien se quiera ser, sin miedo, sin pensar en lo que pensará el terapeuta.

Los psicólogos están entrenados para lidiar con las expresiones emocionales ajenas, abrirse totalmente es beneficioso para la terapia, ya que el terapeuta tiene una paleta de información de eso que estás expresando verbal y no verbalmente. Hasta el descontrol emocional es una fuente de información.

El psicólogo no es una figura de autoridad moral, así que se puede ser sincero.

No tiene sentido que se le mienta al psicólogo, por supuesto se es libre de hacerlo, pero eso solo va a hacer que se ralentice todo y no se desarrolle la terapia como debería.

No se trata solo de explicarle las intimidades, algunas se pueden guardar, pero lo que no se debe hacer es mentirle.

Si se ha tenido una amante y el psicólogo lo pregunta no hay que responder que no, el psicólogo no juzga ni hace evaluaciones morales, el psicólogo ayuda a que se comprenda mejor cada emoción.

Además de la honestidad se le debe preguntar cualquier duda que quede de las explicaciones del terapeuta, algunos pueden hablar en un lenguaje técnico que puede no ser comprendido. No hay que quedarse con dudas, la idea de la terapia es aclarar, no ensombrecer.

Si no se comprende algo, el psicólogo lo explica mejor y evalúa hacía dónde va yendo la terapia, el paciente tiene el derecho de pedir explicaciones y entender totalmente los pasos para lograr su curación. Especialmente cuando empiezan a tratar con la TCC y no comprende inicialmente de qué se trata.

Lo que pasa en la consulta se queda en la consulta. El psicólogo se debe a la ética y al secreto profesional, el paciente también debería hacerlo, no solo lo que pasa en la consulta, sino lo que sucede mientras se espera, incluso en la sala de espera.

El mundo es pequeño, no sería de extrañar que personas que se conozcan se consigan en una sala de espera de un psicólogo, si es el caso, hay que ser discreto y no decir a otros a quién se ha visto por allí. Es parte del proceso de ser paciente.

Mantener la motivación y puntualidad en cada sesión

Todos tenemos compromisos que se pueden presentar a última hora, pero no por ello se tiene el derecho a ser impuntual o no ir. Un familiar puede enfermar, el auto puede averiarse, muchas razones, pero se tiene que esforzar por no faltar a la consulta con el terapeuta.

Es parte de ser respetuoso con el psicólogo, no pasa nada si se cambia, pero si se hace a tiempo, el no ir y ya, da una muy mala imagen.

Hay que aprovechar al máximo las sesiones para lo que más se necesita. Es habitual que se pueda sentir a gusto hablándose con el terapeuta; poco a poco y sin que el paciente lo note el terapeuta va llevando la conversación por el camino a un punto terapéutico, pero se tiene que ser colaborador con él, al final quien siempre decide en la consulta es el paciente, dependiendo de cómo hable y si aprovecha el tiempo o no.

Estar consciente de que los resultados se logran paso a paso

La terapia es un paso a paso, no se pueden esperar milagros en una sola sesión. Aunque la TCC es más rápida, no es un resultado inmediato.

Los milagros no existen en un consultorio de un psicólogo. Los terapeutas no tienen una vara mágica para sacar a los pacientes curados de inmediato. La terapia se construye poco a poco y tiene su ritmo de acuerdo al paciente y la condición que padezca.

Hay que evaluar en cada momento el punto de la terapia en la que se está, en caso de no ser así se le pregunta la psicólogo, quien responderá.

Hay que ser proactivo en la terapia, dado que el psicólogo no es capaz de adivinar lo que pasa por la cabeza de cada paciente, se le tiene que decir en detalle. Se le debe contar lo que se siente y si manda tareas hay que hacerlas, para que de este modo se vaya poniendo en práctica algún consejo y actividades que se irán colocando en el camino. Por eso la proactividad es importante y allí es donde radica el éxito de la terapia.

Reconocer la importancia de enfrentar nuestra forma de pensar y superarla

Los problemas vienen solo cuando no se está equilibrado con la vida, una vez que se entra en sintonía esto desaparece por completo. Esta es una fórmula que puede tomarse en cuenta, pautas a seguir, qué hacer y qué no hacer. Aunque es importante ser consciente de que esto es algo que no se puede contar, solo se puede vivir.

En el inconsciente se dan una serie de cambios en la mente que al final se derivan en cambios en el exterior.

¿Cuánta gente se propone metas o cambios y luego no terminan en nada?

Se quiere perder peso pero no hay motivación a correr, se hace ejercicio una semana, un mes o hasta dos, pero hasta ahí, ¿por qué? No hay motivación para salir a correr. ¿Cómo motivarse? No hay una respuesta para eso, solo es cambiar la mentalidad de manera consciente por medio de circunstancias que se deriven de ello.

Entonces, no se puede decir cómo cambiar, pero no hay que preocuparse, al contrario, hay formas de trabajar estas situaciones que pueden parecer complejas.

Lo primero es tener confianza en sí mismo, esto da tranquilidad. Esto es importante, es una motivación para avanzar cada día. Se debe ser consciente de que si en un momento determinado no se puede lograr un objetivo hay que aceptarlo, hacerlo con el corazón y dar gracias por ello. Hay que darse la oportunidad de aprender de las experiencias.

Dentro de los primeros pasos está aprender a reconocer y enfrentar las preocupaciones. Ver si se tienen o no objetivos, si se siente o no perdido, no hay que castigarse, ni darle vueltas ni pensar demasiado.

Cuando se pierde entre los pensamientos hay que detenerse de inmediato, saber que se siente esa emoción, tener paciencia y aprender a convivir con eso, con confianza de que la vida se puede presentar con altibajos y que hay que actuar cuando sea oportuno.

No hay que juzgarse, ni castigarse, cuando se haga hay que tomar conciencia de ello y eliminar los malos pensamientos. Hay que reconocerlos, calibrarlos y aceptarlos, trabajando en eliminar los pensamientos tóxicos.

Cuando se acepte y equilibre un poco más de manera espontánea y sin saberse la razón, se comienza a ir por el camino a eliminar los problemas.

Cumplir con cada tarea necesaria

Las tareas hay que hacerlas, esto es algo que debería tomarse como un gran deber cuando se está haciendo terapia. Hay gente que no ha vuelto nunca más al psicólogo porque temía que este se enfadara por no haber hecho los deberes.

El consejo es que se siga yendo al psicólogo, así en alguna de las sesiones no se haya cumplido con los deberes, el terapeuta no va a regañar como un maestro, solo va a sugerir que por el bien propio se tienen que hacer los deberes que tienen un objetivo específico, pero si por una vez no se hicieron no es recomendable tirar toda la terapia.

4

CARACTERÍSTICAS DE LA TERAPIA COGNITIVO CONDUCTUAL QUE DEBES TENER EN CUENTA

S us etapas: Evaluación, Tratamiento y Seguimiento

La TCC se centra en la cognición y el comportamiento humano, bien, ¿cómo funciona esto realmente? Según la terapia racional, el funcionamiento se puede dividir en tres partes: A, B, y C.

- A: es la situación o estímulo que proviene del mundo exterior con el que se involucra un individuo.
- B: Se trata de los pensamientos que presenta un individuo sobre la situación en A.
- C: Explica las consecuencias por el pensamiento. Son consecuencias que

incluyen tanto las respuestas emocionales y
los sentimientos como las conductuales.

Según el modelo de TCC, las tres partes A, B y C
están en constante retroalimentación. La Situación
que es A, produce el pensamiento que es B y este
pensamiento produce unos comportamientos y
emociones determinadas que son C.

Al mismo tiempo, las emociones y los comportamientos retroalimentan el pensamiento y lo hace
más fuerte.

Una manera de verlo más claro es mostrándolo con
un ejemplo:

- A: Luego de años de relación la novia decide
  terminar con el novio y en una cita le dice
  que hasta ese día llegaron.
- B: El novio piensa que es un contratiempo
  importante, la vida ahora se ha complicado,
  llega la soledad y una serie de emociones de
  preocupación.
- C: Se siente disgusto, nerviosismo,
  decepción y se queda abatido.

En este caso, corta la relación es A, esto produjo los

pensamientos negativos, que son B, lo cuales causan una serie de emociones de abatimiento, tristeza y preocupación que son C.

A su vez, el estar con el abatimiento y disgusto rememorando lo sucedido (C), aumenta los pensamientos de preocupación (B) y al tener esa serie de pensamientos que aumentan cada vez más, se cambia la situación C que ahora sufre complicaciones.

Según los principios de la Terapia Cognitivo Conductual, el objetivo del tratamiento sería así:

Por un lado el pensamiento:

Cambiar los pensamientos actuales por unos más optimistas como por ejemplo: "mi novia me ha dejado, a lo mejor era lo más conveniente, la relación es de dos y si no había amor real pues mejor así, mejor ahora que cuando viviéramos juntos. Esta situación me da tiempo para encontrarme a mí mismo y disfrutar de algunas experiencias nuevas".

Las emociones y los comportamientos también se modifican, se está más motivado y con optimismo, se buscan nuevas experiencias y se está activo.

Por otro lado está el comportamiento:

Además de estar preocupado y abatido, si se logra cambiar la conducta a una más activa, a dedicarse tiempo a sí mismo, a salir con amigos que hace mucho no se ven, todo esto ayuda a superar la negatividad.

El dedicarse tiempo a sí mismo ayuda a reducir los pensamientos negativos y se tiene más capacidad para cambiar el estado de humor y hacer cosas que sean más beneficiosas para sí mismo.

Cuando se inicia la terapia se va a preguntar sobre los antecedentes y el estado actual, el terapeuta trabaja en conjunto con las áreas problemáticas y entre ambos fijan un método para trabajar.

El terapeuta identifica la manera en la que se piensa, el comportamiento, las emociones, los sentimientos y la manera en la que se generan.

Luego se va a administrar una serie de técnicas psicológicas para que se sea capaz de identificar por sí mismo la manera de pensar y comportarse y esto ayuda a que se tengan conocimientos y herramientas para mejorar donde se tengan más conflictos.

A lo mejor el terapeuta va a pedir que se realicen diarios o registros para examinar el funcionamiento fuera de la consulta, así como tareas para la casa.

Evaluación psicológica

En esta primera etapa se tiene como objetivo principal conocer al paciente en su globalidad, hay que indagar sobre su personalidad y las habilidades y destrezas, los problemas o dificultades que pueda tener.

Pero hay que ser cuidadoso, esta primera fase no es una evaluación simple donde el terapeuta proporciona unos test para que se vayan rellenando.

El objetivo es más que eso, el propósito es comenzar la relación profesional que va a acompañar al paciente por el resto de la intervención.

Esta es una fase donde probablemente lo más importante es que se forje una alianza terapéutica entre el profesional y el paciente, se recauda información acerca de este último y el problema psicológico subyacente y se acuerdan los objetivos terapéuticos.

Intervención terapéutica

La otra fase de la terapia es más larga, consiste en la intervención psicológica en sí misma. En esta parte es donde el terapeuta y el paciente ya han establecido una relación terapéutica que se basa en confianza y compromiso.

Aquí es cuando se empiezan a aplicar las técnicas psicológicas dirigidas a lograr los objetivos y los cambios que se han acordado previamente.

Seguimiento

Esta etapa se inicia cuando el paciente comienza a mostrar mejoras significativas y no requiere de la terapia para avanzar en los cambios.

La frecuencia de las sesiones va avanzando poco a poco y el objetivo es mantener las mejoras para evitar que haya recaídas.

La Terapia Cognitivo Conductual es un abordaje científico

Esto puede parecer raro, pero no todas las terapias que aplican los terapeutas tienen una base que sea científica.

La Terapia Cognitivo Conductual si es una terapia científica, lo cual no significa que sea infalible, sino que los procedimientos que son aplicados van más orientados a la neurociencia. Por eso es que las probabilidades de lograr los objetivos es más alta.

Un procedimiento validado científicamente no garantiza el éxito pero lo hace más probable. La investigación científica sobre la efectividad de los procedimientos ha dado como resultado las llamadas "Terapias de apoyo empírico" o "Guías de tratamientos psicológicos eficaces". Dicho de un modo simple, son listas que detallan las técnicas más efectivas para cada problema, por supuesto la TCC usa estas guías.

Es práctica y trabaja por objetivos

En la TCC se concentra en resolver los problemas actuales de la persona, los motivos que tiene y les da sufrimiento, en algunos casos son necesarios para entender el problema actual, el terapeuta hace preguntas sobre el pasado, pero el tratamiento se enfoca a resolver lo de hoy.

Los diálogos entre el paciente y el terapeuta se guían en base a los objetivos, no es solo una charla espontánea y sin dirección, sino que se orienta por los motivos que al paciente lo llevaron a hacerse el tratamiento.

Por otro lado, no solo se habla, se enseña al paciente un conjunto de ejercicios que lo ayudarán a resolver los problemas.

El psicólogo interviene activamente

El terapeuta cognitivo conductual es alguien activo

es alguien activo. Esto quiere decir que está hablando, preguntando, sugiriendo, explicando. Parte de la idea de que el paciente busca ayuda para problemas que traen sufrimiento y no ha podido resolverlos por sus medios. El terapeuta cognitivo conductual posee conocimientos científicos sobre lo que debe hacer para aliviar los padecimientos.

Por esto es que el terapeuta no se mantiene callado, con actitud de misterio, no es distante o desconocido, al contrario fomenta el vínculo humano de confianza y afecto dentro de los límites de la relación terapéutica.

La Terapia Cognitivo Conductual es una intervención de duración corta

La TCC tiene un final, excepto en los casos de patologías crónicas. La duración siempre depende de los factores de cada paciente. Pero principalmente tiene dos factores: el primero es el diagnostico, pues hay problemas que tienen solución rápida y sencilla; el segundo es el compromiso del paciente, pues en la TCC se acostumbra a dar a los pacientes tareas y ejercicios que debe hacer, entre más entrega tenga el paciente más rápido va a mejorar y conseguir los objetivos.

No se tienen terapias de años de duración, excepto en los casos graves o crónicos, es raro que un tratamiento psicológico se extienda mucho más de un año, y casi siempre dura menos de dos.

Es un tipo de tratamiento de amplio espectro de aplicación

La TCC es un enfoque de tratamiento que se aplica a distintos problemas y ámbitos. En la clínica, en el consultorio, no se usa solo para los problemas puntuales como las fobias o las depresiones sino que es algo efectivo para el tratamiento de crisis vitales, problemas de familia y pareja y malestares emocionales inespecíficos.

La TCC se aplica a ámbitos diversos en el consultorio, como el escolar o el laboral.

En resumen, la Terapia Cognitivo Conductual es una forma de tratamiento psicológico de orientación práctica basada en el conocimiento científico y con un espectro amplio de aplicación.

El objetivo principal es el de aliviar el sufrimiento humano haciendo uso de procedimientos validados por la ciencia.

5

PASOS QUE SE DAN DURANTE LA TERAPIA COGNITIVO CONDUCTUAL

Identificar cosas en su vida que lo molestan

Cuando se pasa por emociones negativas se tiende a pensar que son culpables los demás y no uno mismo. La otra persona es la que ha causado enfado, la que ha provocado la tristeza, la que ha generado ansiedad. Esto genera resentimiento contra el otro, elimina las opciones de actuación ya que se está a merced de lo que el otro dice.

Hay mejores perspectivas para con las emociones negativas. Lo que se siente no es culpa del otro, es responsabilidad de cada uno. Hay que sacar un estado emocional que ayude a que se sienta mejor y ayude a crecer personalmente.

Este enfoque permite que se pueda comprender el sentimiento incomodo que se genera debido a que existen partes de cada uno que necesitan ser trabajadas, nadie hace mal, cada uno se lo hace, por lo tanto esas situaciones se pueden cambiar.

Hay algo que se llama la ley del espejo, constituye una fuente valiosa de autoconocimiento, además es una herramienta increíble para el desarrollo personal. Esto afirma que el modo en el que se percibe la realidad solo se refleja en nuestro propio mundo interno, por lo tanto no hay culpables ni generadores externos de emociones negativas.

Cada uno de nosotros somos responsables de nuestros estados emocionales. Así se tiene la capacidad para modificar la percepción de la realidad y los pensamientos para realizar un trabajo interior.

Si se adopta este enfoque en la vida se pone una posición de control sobre las propias emociones. Se puede entender de dónde surgen, qué quieren decir, y cómo se debe proceder.

Desde esta perspectiva no se necesitan culpables externos, porque cada uno se hace responsable de sus emociones.

Las emociones negativas aunque son desagradables

constituyen una ayuda para el autoconocimiento y el trabajo interior.

¿Qué te molesta?

Hay situaciones o comportamientos de otras personas que pudieran ser mejores, pero las cosas no son siempre como se gustaría que fueran y eso puede causar molestia.

Estos son algunos ejemplos que pueden causar incomodidad:

- Hay mucha gente en un lugar, en el autobús o subterráneo, en un concierto…
- Poca gente en un restaurant, discoteca o bar…
- Por qué la gente no mira por dónde va y por qué no se da cuenta que está bloqueando el paso.
- Esa persona tiene una voz estridente, ese grupo de personas habla muy alto, esa persona habla muy bajito.
- La comida está muy hecha, está medio cruda, salada, desabrida…
- El mesonero es lento, el dependiente no me atiende.
- Ese compañero de trabajo solo pierde el

tiempo, me interrumpe siempre, tarda mucho haciendo una tarea tan fácil, no cumple plazos, ese hombre es entrometido, cree saberlo todo, no está pendiente de sus cosas.

- La pareja o los hijos dejan la tapa de la crema dental abierta, las cosas las dejan tiradas por doquier, no ayudan en nada…
- Los padres o la pareja solo critican, no están contentos con nada…

¿Por qué se está realmente molesto?

Hay que preguntarse por qué se está realmente molesto, seguramente se descubre que esa serie de estrés es por diversas cosas o hay descontento con algún aspecto de la vida.

A lo mejor las cosas en el trabajo o la relación amorosa van mal; a lo mejor los hijos son una gran preocupación ahora mismo; se siente que falta tiempo para todo o que se llega tarde a un sitio. Son tantas cosas.

Hay cosas que molestan porque chocan con los valores y las creencias, si se valora mucho la puntualidad se puede perder la compostura porque otro llegó tarde.

Alguien se acerca demasiado en una fila y no es del agrado que nos invadan y eso puede causar molestia.

Hay muchos ejemplos para esto, creo que la ilustración quedó clara, cada una influye en las situaciones que puede causar molestias.

Hacerse consciente de sus pensamientos y sentimientos acerca de ellas

Se puede tener la capacidad de ponerle una parada a los pensamientos negativos. Todo pensamiento negativo lleva al dolor y a revivir algo del pasado que no se tiene, o algo del futuro que se quiere alcanzar. Porque el pasado y el futuro son ilusiones.

Vivir de la nostalgia por lo que fue o la desazón por lo que vendrá, la lucha por tener o vivir algo lejano en el tiempo.

El presente es lo único existente, lo realmente verdadero, la vida que hay ahora.

Lograr el pensamiento consciente

La fórmula es sencilla, solo requiere de un gran nivel de presencia, cada que la mente se vaya al pasado o al futuro, hay que traerla amablemente al presente.

Ya sea que se dé cuenta de la temperatura ambiente,

el olor, el color de las cosas, lo que rodea, las acciones y lo que se está realizando. La manera en la que se está respirando, el ritmo del corazón latiendo, la música o los sonidos que se están escuchando.

No hay que tenerle miedo a los pensamientos, solo hay que abrir la mente a lo que se es sin artimañas y sin caer en la trampa. Se gana cada vez que se sea consciente de los pensamientos y se logre la atención al presente.

La victoria no consiste en no pensar sino en hacer que los pensamientos no duelan, el estar enfocado en el tiempo irreal del pasado y del futuro, ahora se tiene todo lo que se necesita.

Cada experiencia de la situación de vida actual trae crecimiento y la bondad de lo nuevo. No hay que aferrarse al pasado con su carga de condicionamiento. No hay que vivir para el futuro que será incierto siempre. El mejor momento es ahora.

Si se toca una olla caliente de inmediato se quita ese contacto porque quema. La mano y el ser lo rechazan fuertemente, no se soporta esa quemada inútil. Igual se puede hacer con todo lo que cause dolor psicológico, eso se logra viviendo el momento actual y con consciencia de todo lo que rodea, todo el ser y toda la energía palpitante dentro de cada uno.

Hay que enfocar el pensamiento en el segundo que se vive, se tiene que ser dueño de la mente, llenarla de pensamientos conscientes que atraerán la felicidad del existir, es un regalo preciado que no se sabe valorar ni disfrutar a plenitud, porque no se deja arrastrar por la inconsciencia.

El pensamiento es la reacción que tiene la mente a la experiencia acumulada vivida, se puede enseñar a la mente que hay otro camino, millones de opciones que no se piensan porque no está centrado en ello.

La mente centrada es capaz de reconocerse y trascender, experimentando lo desconocido que se encuentra en lo que no se ha vivido y que por lo tanto está fuera del campo de pensamiento que es la memoria, es el trasfondo del conocimiento que es continuidad y proyección de sí mismo.

Hay que frenar el sufrimiento, la irrealidad, el pensar en el ayer y en el mañana, eso resta plenitud. Lograrlo es alcanzar el pensamiento consciente, es aprender a vivir el ahora, siendo consciente de lo que se hace.

Un ejercicio rápido para continuar con la TCC: cada

mañana al levantarse se debe tener consciencia de qué pie se pone en el piso primero, es fácil solo se trata de recordarlo. Luego se deja un comentario de la experiencia.

Reconocer el pensamiento negativo o incorrecto

Tras la mayoría de sensaciones de malestar hay uno o varios pensamientos negativos que no se percatan fácilmente a menos que se ponga la mente en ello. Para poderlos identificar primero se tiene que saber qué características principales cumplen:

Son mensajes específicos

Los pensamientos negativos son específicos y recurrentes, se identifican facilmente en el discurso interior. Son mensajes que parecen taquigrafiados, compuestos por frases cortas que aparecen en la mente constantemente, como recuerdos, suposiciones, o reproches. Son como los "si hubiera hecho tal cosa, no me habría pasado aquello".

Está también la creación ficticia de un suceso que dice "siempre hago mal esto y en el futuro se repetirá lo mismo".

O las exigencias de culpas "Tendría que haber hecho aquello, debería hacer…".

Los mensajes son creíbles

Surgen de manera automática, entran en la mente sin que se haya hecho un juicio previo de una situación. Pese a lo sólido de los argumentos se perciben como verdades absolutas, como ideas que se van reflexionando desde hace mucho y ahí es donde hay peligro, se dan por ciertos los pensamientos.

Los pensamientos negativos desde fuera se ven hasta ridículos, pero la persona que los padece los considera reales y creíbles, esto es porque no los analiza. Por eso es importante compartirlo con otras personas, un terapeuta por ejemplo.

Cuando se empiezan a analizar con lógica se consigue que se está exagerando.

Son mensajes irreflexivos

Para poder mantener a raya estos pensamientos negativos y acabarlos si es posible, se debe tener muy en cuenta a la voz interior que ofrece un punto de vista. Los pensamientos negativos responden a la automatización previa del juicio emitido pero que parece muy lógico.

Cuando se logran identificar los pensamientos para

analizarlos en frío, se logra ver lo ridículos que son y se pueden en muchas ocasiones neutralizar.

Estos son algunos de los tipos de pensamiento negativo:

- Pensar sólo en blanco y negro
- Leer la mente de otras personas
- Adivinar el futuro
- Generalizar
- Minimizar las cosas positivas
- Dramatizar
- Tener expectativas poco realistas
- Insultar, a nosotros mismos y al resto
- Autoculparse
- Ser catastrofista

Reformular ese pensamiento en una visión más positiva

Es importante tener pensamientos positivos. Jorge Bucay tiene un relato llamado La alegoría del carruaje:

Cuenta que había una vez un joven que recibió un regalo, este regalo estaba parado en el frente de su casa, era un hermoso carruaje. Feliz se sentó dentro del carruaje y vio que tenía un acabado perfecto y parecía hecho a su medida.

Pero al rato comenzó a aburrirse, miraba por la ventana y el paisaje era el mismo, al rato pasa un vecino y le dice "pero si te faltan los caballos".

El joven quería disfrutar de otros paisajes, así que compró los caballos, se metió al carruaje y con un ¡Eaaahhh! Sus animales echaron a andar.

Al principio todo fue maravilloso, el carruaje y su movimiento le emocionaba y comenzó a ver lindos paisajes. Todo iba bien hasta que le empezó a entrar mucho miedo, los caballos estaban yendo por sitios peligrosos, las veredas y la trepidación le atormentaban.

Claro, hay que tener en cuenta que los caballos iban a la buena de Dios mientras el joven iba dentro del carruaje. Ellos no eran controlados. El joven rato después notó una rajadura en el carruaje y vio a un vecino y este le comentó.

¿Acaso no sabes que necesitas un cochero?

Entonces vio que ahora todo tenía sentido, contrató a un cochero y ahora si disfrutaba del viaje.

El carruaje es el símbolo de la vida, el carruaje es el cuerpo, el vehículo donde se encaja. Los caballos son los deseos, los afectos, las necesidades e impulsos. Pero sin el cochero pues todo va a mal y se puede terminar volcando en una ladera escarpada.

El cochero es el cerebro y la mente, ellos dirigen la vida y deben entrenarse para controlar los caballos y el camino.

Ahora se puede ir un poco más allá. Cuando se piensa de forma negativa se deja que los pensamientos sucedan uno tras otro sin control, es como si no se tuviera a un cochero arriba o este fuera muy malo. Es irse por caminos peligrosos con trepidación y poniendo en riesgo al carruaje.

Cuando se alimentan los pensamientos positivos es cuando se está disfrutando del viaje, se le está dando otra dirección al carruaje, se dirige por los senderos que se desean y se confía en el proceso de ese carruaje.

Se puede tener un cochero regular, se puede tener un buen cochero o se puede tener a uno al que le dé igual todo, también se puede escoger a uno con ilusiones y deseos de ir por el mejor camino. El cochero eres tú.

Cada quien puede escoger a su cochero, buscar

cómo guiarse, qué pensamientos positivos generar y el lugar al que se quiere ir.

Tener pensamientos positivos es una decisión, como el joven que decidió tomar el cochero. Se trata de cuidarse a sí mismo, cuidar el carruaje, buscar ir por caminos más satisfactorios de paisajes hermosos.

¿Y si los senderos son feos?

Pues lo que queda es el aprendizaje. Las experiencias más duras son las que enseñan y hacen que se sea mejor persona, con más sabiduría y fuerte y se es más compasivo con los demás.

Cuando se pasa mal se puede comprender mejor al otro e incluso se le pude ayudar en el proceso. Este es uno de los grandes aprendizajes de los senderos menos satisfactorios, cada uno le da una interpretación como prefiera.

En ocasiones puede ser una llamada de atención o una manera de sentir más amor, los senderos desagradables ayudan a que se hagan introspecciones y preguntas, buscando sacar lo positivo de las situaciones.

Siempre es la decisión de cada uno cómo querer vivir.

6

¿PARA QUIÉN ES LA TERAPIA COGNITIVO CONDUCTUAL?

*E*stos son los trastornos más frecuentes que se tratan con la TCC:

Trastornos de ansiedad

Actualmente los problemas de ansiedad afectan a muchas personas y es uno de los motivos que más se consultan en terapia.

Debido a la crisis económica los trastornos aumentaron notablemente, se espera que en un futuro próximo sea una de las primeras causas de discapacidad en el mundo.

La terapia psicológica ha demostrado ser la mejor herramienta para tratar la ansiedad y la TCC es mucho mejor que recurrir a fármacos para tratar esta condición. Además, a diferencia del tratamiento farmacológico no tiene riesgos para la salud ni presenta efectos secundarios adversos.

Depresión

Hay muchos procesos que buscan tratar la depresión, lo que es una fortuna, porque se puede tratar de diversas maneras. Dentro de las más conocidas se encuentra la Teoría cognitiva de Beck.

Esta es una teoría que considera que los elementos que tienen mayor importancia en la depresión son los cognitivos, según esta teoría, el problema principal de los sujetos deprimidos es la distorsión cognitiva a la hora de interpretar los fenómenos de la realidad.

Se centra la atención en esquemas de conocimiento concordantes con las cogniciones. Debido a estas distorsiones y esquemas se poseen pensamientos negativos sobre el yo, el futuro y el mundo.

Trastornos alimentarios

Los trastornos alimentarios son afecciones que representan mucha gravedad en la salud mental, provoca problemas serios sobre la manera en la que se piensa sobre la comida y la conducta alimenticia.

Se come menos o más. Allí empieza el problema.

Los trastornos alimenticios son afecciones médicas, no son un estilo de vida, afectan la capacidad del cuerpo para lograr una nutrición adecuada, esto provoca problemas de salud como enfermedades cardiacas y renales, incluso la muerte. Sin embargo hay tratamientos que pueden ayudar como la TCC.

Tipos de trastornos alimenticios

Estos son los trastornos alimenticios más comunes:

Atracones de comida:

Esto quiere decir, comer sin control. Son personas que siguen comiendo incluso luego de haberse llenado. Incluso comen hasta sentirse incomodos.

Por lo general sienten culpa luego de hacerlo, les da angustia y vergüenza. Darse atracones constantes causa sobrepeso. Este es de los trastornos más comunes en Estados Unidos.

Bulimia nerviosa:

Las personas con bulimia se dan atracones de comida por periodos, pero luego se purgan provo-cándose vómitos o usando laxantes.

Pueden hacer ejercicio en exceso o ayunar por largos

periodos. Las personas con bulimia pueden tener poco peso, peso normal o sobrepeso.

Anorexia nerviosa:

Las personas que tienen anorexia nerviosa evitan los alimentos, restringen la comida o comen cantidades pequeñísimas. Se ven a sí mismas como obesas aunque estén peligrosamente flacas. La anorexia nerviosa es el menos común de los tres trastornos alimenticios, pero a menudo es el más grave, tiene la tasa de mortalidad más alta de cualquier trastorno mental.

Trastornos bipolares

La bipolaridad es un cuadro que afecta entre el 2 y el 5% de la población del mundo. Los valores finales dependen de cómo se definan, cuando se usan criterios estrictos entonces la cantidad se reduce.

La tendencia más común en el mundo actual es considerar un espectro bipolar, en un extremo aparecen algunas cosas definidas con las características más distintivas del trastorno mientras que en el otro extremo están los casos con sintomatología más inespecífica. Considerando el espectro completo hasta un 6% de la población mundial puede tener desorden bipolar.

La TCC es una de las herramientas para tratar el trastorno bipolar por medio de una serie de técnicas donde el paciente y el terapeuta trabajan para poder llegar a una conclusión y una solución.

Trastorno obsesivo-compulsivo (OCD, por sus siglas en inglés)

El Trastorno Cognitivo Conductual del trastorno obsesivo compulsivo es sencillo de enunciar, es la exposición al estímulo con prevención de respuesta.

Sin embargo su aplicación es una de las más difíciles a la que se tiene que enfrentar el psicólogo cognitivo conductual, aparece cuando una persona tiene obsesiones sin compulsiones que parezcan evidentes.

Un ejemplo para que se pueda tener una visión más clara de este trastorno: un paciente tiene un pensamiento obsesivo de que iba a tirar a su hija por la ventana de su edificio, vive en el piso 18. Es un pensamiento irracional, ama a su hija y sabe que no lo va a hacer nunca. Pero el pensamiento viene a su cabeza sin poder hacer nada para evitarlo. Este tipo de casos tiene como ingrediente el miedo a perder el control y de verdad lanzar a su hija por la ventana y esto le da mucha ansiedad. Es un miedo sin sentido.

El paciente una y otra vez tiene ese pensamiento, y

por más irracional que sea siempre está en su mente y no se lo puede sacar.

El tratamiento consiste en mantener el pensamiento de manera repetitiva hasta que su presencia no dé ansiedad. Se ha comprobado que la exposición continua a un estímulo temido en este caso el pensamiento, reduce y elimina el miedo que produce.

Se cambia de esta manera la función del pensamiento. Antes daba ansiedad ahora ya no. No es que el pensamiento desaparece, solo que se vive como lo es, una gran tontería.

Trastornos del sueño

Los trastornos del sueño pueden ser variados, ya sea que resulte difícil conciliar el sueño o se duerma demasiado. La terapia cognitivo conductual para el insomnio a veces llamada TCC-I es un tratamiento para tratar los problemas del sueño crónicos y generalmente se recomienda como primer procedimiento.

La TCC es un programa estructurado que ayuda a identificar y reemplazar los pensamientos y conductas que provocan o empeoran los hábitos de sueño. Fomentando una mejor condición de sueño más profundo.

A diferencia de las pastillas para dormir, la TCC-I ayuda a que se puedan superar las causas de fondo de los problemas de sueño.

Para identificar mejor el insomnio, el terapeuta del sueño podría indicar que se lleve un diario detallado del dormir por un par de semanas.

TDAH

Hay evidencia de que la TCC puede ayudar a las personas con TDAH. Las reducciones en los síntomas centrales fueron consistentes en las distintas comparaciones que se han hecho.

La TCC puede mejorar los trastornos secundarios comunes en los adultos don TDAH, como la depresión y la ansiedad, con este tipo de tratamiento se puede enfrentar satisfactoriamente el trastorno de déficit de atención e hiperactividad.

TÉCNICAS DE LA TERAPIA COGNITIVO CONDUCTUAL MÁS UTILIZADAS

Técnicas de exposición

Estos son un tipo de técnicas empleadas especialmente en los casos de fobias y trastornos de ansiedad y control de los impulsos.

Se basa en confrontar al paciente al estímulo temido o generador de ansiedad hasta que esta se reduzca, de manera que pueda aprender a gestionar la conducta ante él a su vez que a nivel cognitivo reestructura los procesos de pensamiento que le causan malestar ante ese estímulo o situación.

En general se procede a hacer entre paciente y psicólogo una jerarquía de estímulos que dan temor, de tal manera que se pueda ir poco a poco acercando y exponiendo a ellos paulatinamente. La velocidad de aproximación puede variar inmensamente según cada paciente que se sienta más o menos capaz de hacerle frente a ese miedo.

Las técnicas de exposición pueden aplicar de manera diversa, tanto en vivo como en la imaginación, incluso es posible que se aprovechen las posibilidades tecnológicas para aplicar la exposición a través de la realidad virtual.

Desensibilización sistemática

El procedimiento que se aplica en la desensibilización sistemática es parecido al de la exposición, ya que en él se establece una jerarquía de estímulos ansiógenos, a los que la persona se expone.

Se diferencia de las otras técnicas en el hecho de que con antelación se ha entrenado al paciente en la realización de las respuestas que no combinan con su ansiedad.

Se reduce la ansiedad y evitan situaciones y estímulos por medio de conductas que previenen su aparición, con el tiempo provoca que sea algo permanente.

Esta técnica tiene variantes en los escenarios de las emociones. Aplicada especialmente a niños y se usa en un contexto agradable que poco a poco introduce estímulos.

La imaginación emotiva usa imágenes mentales positivas que evitan la aparición de la ansiedad o desestabilizarse por contacto. En estos casos el terapeuta ejerce de modelo para enseñar cómo actuar.

Reestructuración cognitiva

Esta es una técnica básica en el tratamiento de gran cantidad de trastornos, forma parte prácticamente de todas las técnicas cognitivo conductuales. Se basa en la modificación de los esquemas de pensamiento del paciente por medio de distintos métodos, identifica los propios patrones de pensamiento y su afluencia sobre la vida del paciente, genera junto a este alternativas cognitivas que se adaptan y son funcionales.

De esta manera se modifican las creencias, actitudes y puntos de vista, todo ello con el objetivo de hacer que la persona interprete las cosas de otra manera, que se plantee objetivos y expectativas por el otro.

Son expectativas que cuentan con el poder de hacer que aparezcan nuevos hábitos y que desaparezcan las rutinas que son poco útiles o causan malestares.

Así se propicia la propia persona para que se involucre en contextos y tareas que tengan potencial terapéutico y elimine el viejo sistema de creencias que lo ata al estilo de vida actual.

Técnicas de modelado

Este es un modelo con un tipo de técnica en la que el individuo realiza una conducta o interactúa en una situación con el objetivo de que el paciente observe y aprenda una manera de actuar concreta y que tenga la capacidad de imitarlo.

Se busca que el observador cambie su conducta o pensamiento y le dé herramientas para enfrentar las situaciones.

Hay variantes según el observador donde deba o no replicar la conducta, con un modelo dominante desde el inicio, para que la conducta que se quiere o se asemeje a los recursos del paciente, ayuden a lograr las metas.

También se ve el número de personas que actúan como modelo o si el modelado se hace en vivo a través de otro medio como la imaginación o la tecnología.

Inoculación de estrés

Esta técnica está basada en la preparación del sujeto de cara a hacerle frente a posibles situaciones de estrés.

El plan es que se ayude al paciente a entender de qué manera se puede ayudar para que entienda la manera en la que le afecta el estrés y cómo puede hacerle frente, para luego enseñarle diversas técnicas cognitivas y conductuales y al final hacer que las practique en situaciones controladas que permitan la generalización de la vida cotidiana.

El objetivo es que la persona tenga la costumbre de afrontar las situaciones de estrés de manera racional, sin que quede bloqueada por sus emociones.

De esta manera la inoculación del estrés es una especie de práctica que modifica las predisposiciones de reacciones ante situaciones que causen estrés.

Esto permite que se adopte un patrón de comportamiento adecuado y que no se caiga en la profecía autocumplida por la privación del estrés.

Entrenamiento en autoinstrucciones

Este fue creado por Meichembaum, el entrenamiento se basa en autoinstrucciones y estas tienen un efecto en la conducta.

Son instrucciones que guían la propia conducta e indica qué y cómo va a hacer algo. Tienen muchas expectativas por los resultados o su eficacia.

Problemas como la baja autoestima, o la percepción de la autoeficacia pueden causar que la conducta se afecte y no se realice con éxito o se evite.

Con esta técnica se pretende ayudar al individuo para que sea capaz de generar verbalizaciones internas correctas, realistas y que permitan llevar a cabo las acciones que quiere realizar.

El proceso sucede porque en primer lugar el terapeuta hace un modulado de la acción indicando los pasos en voz alta. Luego el paciente lleva a cabo esta acción a partir de instrucciones que recita el terapeuta.

Luego va a proceder a que sea el mismo paciente el que se instruya en voz alta para luego repetir el proceso y al final expresarse mediante el habla subvocal interiorizada.

Es una técnica que se puede emplear por sí misma, es frecuente que se incorpore como parte de otras terapias que se dedican a tratar diversos trastornos como la ansiedad o la depresión.

Entrenamiento en resolución de problemas

El entrenamiento en la resolución de problemas es un tipo de tratamiento cognitivo conductual por donde se pretende ayudar a los sujetos a hacer frente a determinadas situaciones que por sí mismos no pueden solucionar.

Es un tipo de técnica que trabaja aspectos como la orientación hacia el problema en cuestión, la formulación del problema, genera posibles alternativas para darle solución.

Tomar decisiones al respecto es el paso más apropiado, así como verificar los resultados. En resumen trata de saber enfocar las situaciones complicadas del modo más constructivo posible procurando no dejarse llevar por los miedos y la ansiedad.

Técnicas operantes para la modificación de conductas

El origen conductista forma parte del repertorio de TCC. Por medio de este tipo de técnicas se trata de provocar un cambio de la conducta por medio de los estímulos.

Esto atrae la motivación y contribuye a aprender nuevas conductas y a reducirlas por medio de la aplicación de refuerzos o castigos.

Dentro de las técnicas, se encuentra el moldeamiento y el encadenamiento para potenciar las conductas adaptativas, el reforzamiento diferencial para eliminar conductas o poner otras y la saciación, la sobrecorrección como opción para eliminar o arreglar conductas.

Técnicas de autocontrol

La habilidad de autogestión es un elemento clave que permite adaptarse al medio que nos rodea. Mantiene la conducta y los pensamientos estables a pesar de las circunstancias y se es capaz de hacer modificaciones cuando corresponde.

Hay personas que tienen problemas para adecuar su conducta, la manera de pensar la realidad de una forma adaptativa o sus expectativas, con esto se pueden producir una serie de trastornos.

Entonces la técnica de autocontrol es usada para facilitar el aprendizaje de patrones de conductas donde la impulsividad se ve aplacada por las consideraciones de consecuencias que pueden suceder más adelante.

Hacer un entrenamiento que fortalezca las habilidades de autocontrol se puede lograr con la terapia de autocontrol de Rehm, sirve para controlar problemas de variada índole como los que se dan en los procesos de depresión y ansiedad.

Técnicas de relajación y de respiración

Activar la parte física y psíquica es un elemento clave a la hora de explicar los problemas como el estrés y la ansiedad.

El sufrimiento que se produce por la presencia de problemas y conflictos puede ser reducida por las técnicas de relajación, aprendiendo a partir de ellas a manejar las sensaciones del cuerpo de manera que se puede ayudar a tratar la mente.

Dentro de esta se puede conseguir la relajación progresiva de Jacobson, el entrenamiento autógeno de Schultz o las técnicas de respiración.

CONCLUSIÓN

Las técnicas cognitivo conductuales han demostrado ser altamente eficaces en el tratamiento de diversos problemas psíquicos.

Es posible modificar las conductas de un paciente y lograr la adquisición de hábitos de vida y comportamientos más adaptados, se trabaja y modifica la base cognitiva que lleva a comportamientos originales.

Con estas técnicas se estimula la mente y la conducta, produciendo una mejoría clara en múltiples casos.

La alta eficacia es tal que actualmente es considerada la terapia de elección para la mayoría de trastornos de la mente.

Otra de las grandes ventajas de la TCC es su adscripción al método científico, haciéndola una de las terapias, con técnicas y tratamientos cognitivo conductuales más utilizadas actualmente.

www.ingramcontent.com/pod-product-compliance
Lightning Source LLC
Chambersburg PA
CBHW031908200326
41597CB00012B/552